BEI GRIN MACHT SICH IHR WISSEN BEZAHLT

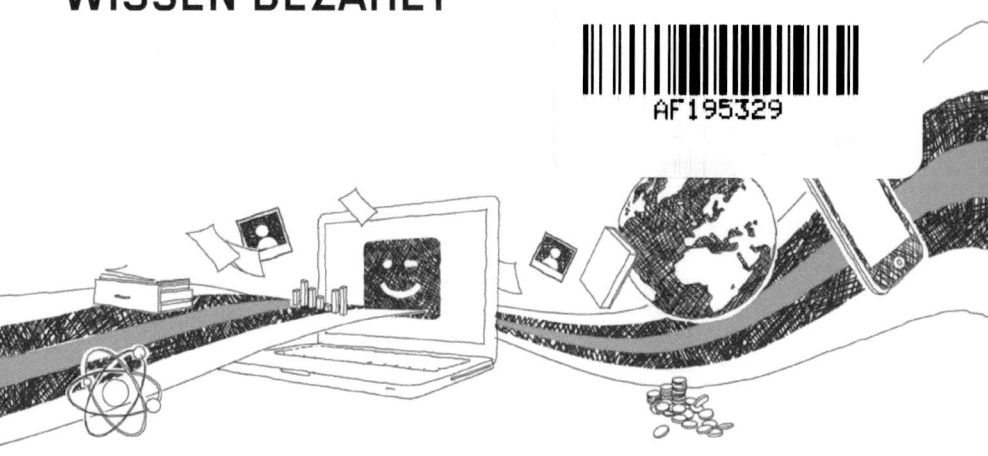

- Wir veröffentlichen Ihre Hausarbeit, Bachelor- und Masterarbeit
- Ihr eigenes eBook und Buch - weltweit in allen wichtigen Shops
- Verdienen Sie an jedem Verkauf

Jetzt bei www.GRIN.com hochladen und kostenlos publizieren

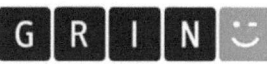

Thomas Lux

Patientenzufriedenheit bei der Versorgung zahnloser Unterkiefer mit steg-, teleskop- und kugelkopfretinierten Implantat-Suprastrukturen - eine vergleichende Literaturstudie

GRIN Verlag

Bibliografische Information der Deutschen Nationalbibliothek:

Die Deutsche Bibliothek verzeichnet diese Publikation in der Deutschen Nationalbibliografie; detaillierte bibliografische Daten sind im Internet über http://dnb.d-nb.de/ abrufbar.

Dieses Werk sowie alle darin enthaltenen einzelnen Beiträge und Abbildungen sind urheberrechtlich geschützt. Jede Verwertung, die nicht ausdrücklich vom Urheberrechtsschutz zugelassen ist, bedarf der vorherigen Zustimmung des Verlages. Das gilt insbesondere für Vervielfältigungen, Bearbeitungen, Übersetzungen, Mikroverfilmungen, Auswertungen durch Datenbanken und für die Einspeicherung und Verarbeitung in elektronische Systeme. Alle Rechte, auch die des auszugsweisen Nachdrucks, der fotomechanischen Wiedergabe (einschließlich Mikrokopie) sowie der Auswertung durch Datenbanken oder ähnliche Einrichtungen, vorbehalten.

Impressum:

Copyright © 2011 GRIN Verlag GmbH
Druck und Bindung: Books on Demand GmbH, Norderstedt Germany
ISBN: 978-3-656-07708-4

Dieses Buch bei GRIN:

http://www.grin.com/de/e-book/183074/patientenzufriedenheit-bei-der-versorgung-zahnloser-unterkiefer-mit-steg

GRIN - Your knowledge has value

Der GRIN Verlag publiziert seit 1998 wissenschaftliche Arbeiten von Studenten, Hochschullehrern und anderen Akademikern als eBook und gedrucktes Buch. Die Verlagswebsite www.grin.com ist die ideale Plattform zur Veröffentlichung von Hausarbeiten, Abschlussarbeiten, wissenschaftlichen Aufsätzen, Dissertationen und Fachbüchern.

Besuchen Sie uns im Internet:

http://www.grin.com/

http://www.facebook.com/grincom

http://www.twitter.com/grin_com

Patientenzufriedenheit bei der Versorgung zahnloser Unterkiefer mit steg-, teleskop- und kugelkopfretinierten Implantat-Suprastrukturen - eine vergleichende Literaturstudie

Dr. med. dent. Thomas Lux

Zusammenfassung

In einer Literaturrecherche wurden die Ergebnisse bei der Versorgung des Unterkiefers mit steg-, kugelkopf- und konuskronenretinierten Suprastrukturen auf Implantaten ausgewertet. Es wurden 35 klinische Studien ausgewertet, von denen 80 % der Evidenzstufe IIb und 20 % der Evidenzstufe IIIb entsprachen. Als Zielkriterium wurde das Retentionsvermögen gewählt.

Bei Fragen nach der Zufriedenheit mit der Retentionsfähigkeit fällt eine geringere Zufriedenheit bei Patienten mit kugelkopfgelagerten Prothesen – vor allem in den ersten fünf Jahren – auf. Bei steggetragenen Prothesen traten gelegentlich funktionelle Einschränkungen durch die Akkumulation von Speiseresten und beim Kauen harter Nahrung auf, aber auch bei kugelkopfretinierten Prothesen beklagten 17 % der Patienten eine mäßige Kaufähigkeit. Zwischen Stegen und Kugelköpfen ergaben sich keine Unterschiede bei der Befragung nach Problemen mit dem Kauen und mit dem Sprechen.

Patienten mit Steg- und Kugelkopfverankerungen sind insgesamt gleichermaßen zufrieden. Es fehlen allerdings Angaben für Konuskronen.

Insgesamt ist die Literaturdatenlage als nicht zufriedenstellend zu bezeichnen. Es fehlen – besonders für Konuskronen – Langzeitstudien mit größeren Fallzahlen und definierten Erfolgskriterien.

Schlüsselwörter: Steg – Kugelkopf – Konuskrone – Patientenzufriedenheit

Einleitung

An Suprakonstruktionen auf dentalen Implantaten werden zahlreiche Forderungen gestellt: die exakte Passung, die gleichbleibend ausreichende Haftung ohne Lösen der Verbindung während des Kauvorganges, geringe Pfeilerbelastung, Biokompatiblität, geringe Plaqueadhäsion, gute Ästhetik, geringe Kosten und – besonders im Hinblick auf (ältere) Menschen mit eingeschränkten manuellen Fertigkeiten – einfache Handhabbarkeit beim Ein- und Ausgliedern und leichte Zugänglichkeit für Hygienemaßnahmen [63; 64].

Um diese Forderungen zu erfüllen, kommt der Verankerung der Suprakonstruktionen besondere Bedeutung zu. Es wurden bewährte Konzepte aus der konventionellen Prothetik übernommen und für die Verwendung in der Implantologie modifiziert.

Ein Verankerungselement zwischen Prothese und dentalem Implantat soll aus implantologischer Sicht zahlreiche Funktionen übernehmen [13; 57]: Retentions- oder Haltefunktion, Stütz- und Kraftverteilungsfunktion, Verblockungs- oder Schubverteilungsfunktion, Führungsfunktion sowie Kippmeiderfunktion.

Bei Betrachtung dieses umfangreichen Katalogs an Anforderungen erscheint es unwahrscheinlich, dass ein einziges Verankerungselement alle Bedingungen gleich gut erfüllen kann, zumal sich die verschiedenen Systeme deutlich in ihrer Grundkonzeption und ihren Eigenschaften unterscheiden. Daher sollen die Varianten Steg, Kugelkopf und Teleskope hier verglichen werden.

Bei Stegattachments erfolgt die Verankerung der Deckprothesen mit Hilfe von Steg-Reiter-Kombinationen auf den Implantaten, d. h. die Stege als Patrize gewährleisten eine Verbindung über Stegreitermatrizen.

Man kann nach ihrer Querschnittsform runde, ovale und parallelwandige Stege voneinander unterscheiden. Runde – und in geringerem Maße auch ovale – Stege ermöglichen in Zusammenhang mit ihren Stegreitern eine Rotation um die Stegachse, so dass eine gute Stabilität gewährleistet ist und der Kaudruck direkt auf den Kieferkamm übertragen wird. Parallelwandige Stege lassen dagegen keine Rotation zu und werden daher gewählt, wenn die Implantate eng nebeneinander stehen oder wenn rein implantatgetragene Suprakonstruktionen erwünscht sind [53; 55]. Im Vergleich mit anderen Attachmentsystemen ist nur mit Stegkonstruktionen die Möglichkeit der primären Verblockung der Implantate gegeben. Wenngleich eine solche Verblockung aus Gründen der Stabilität erwünscht sein kann, so entstehen hierdurch jedoch einerseits bereits bei Eingliederung der Prothese Spannungen im periimplantären Knochen und Belastungen der Mukosa auf der Arbeitsseite [29]. Andererseits ist es als positiv zu werten, dass vertikal einwirkende Kräfte gleichmäßiger auf die Implantate verteilt werden [22].

Im Gegensatz zu Stegen ermöglichen Kugelkopfsysteme keine primäre Verblockung, sondern sie werden sekundär durch die Implantate abgestützt. Die primäre Verblockung wird allerdings bei Unterkieferversorgungen nicht als unbedingt notwendig angesehen [38;39]. Das Kugelkopfattachment wird den beweglichen Verankerungen zugeordnet, da es Rotationsbewegungen der Prothese in eine oder mehrere Richtungen und/oder vertikale Translationsbewegungen zulässt. Durch die bewegliche Verbindung wird der Hebelarm der am Implantat angreifenden Kippkräfte verkürzt. Die Implantate müssen immer senkrecht zur Okklusalebene stehen, um eine axiale Belastung des Implantats zu gewährleisten. Eine präzise Okklusionsgestaltung – balancierte Okklusion mit freedom-in-centric sowie eine optimale Gestaltung der Prothesenbasis beeinflussen ebenfalls die Stabilität der Prothese und die Verteilung der Kaukräfte [66].

Kugelkopfattachments bestehen wie Stege aus einer Patrize, dem eigentlichen Kugelkopf, und einer Matrize, die den Kugelkopf umschließt. Die früher übliche Verwendung von Gummringen („O-Ringe") oder Kunststoffstoppern als Retentionselemente hat sich nicht bewährt [55]. Stattdessen werden moderne Matrizen aus Metall hergestellt und sind damit ausreichend stabil. Aus dem gleichen Grund werden heute große Durchmesser von etwa 3 mm verwendet. Wegen der fehlenden Verblockung ist es zweckmäßig, Kugelkopfattachments bei Prothesen auf mindestens drei Implantaten zu verwenden, um durch mehr als zwei Verankerungspunkte zu mehr Stabilität der Prothese zu gelangen [38; 39].

In der klassischen Prothetik werden Teleskopkronen („Doppelkronen") als Verankerungselement häufig verwendet. Aus der großflächigen Umfassung der Krone mit einer Sekundärkonstruktion, d. h. durch ein Verklemmen von Außen- und Innenkrone, ergibt sich ein starker Halt [48]. Die Retentionskraft von Konuskronen wird dabei von dem Konuswinkel, der Anpresskraft, der Legierung und der Oberflächenrauigkeit beeinflusst [36].

Material und Methoden

Im Rahmen der Literaturrecherche in der medizinischen Datenbank PubMed (http://www.ncbi.nlm.nih.gov/sites/entrez) wurden bis Oktober 2007 klinische Studien zum Vergleich der drei Suprastrukturen Kugelkopfattachment, Teleskop und Steg im zahnlosen Unterkiefer gesucht.

Zunächst wurde eine Schlagwortsuche mit Hilfe der Medical Subject Headings (MeSH) mit folgenden Ergebnissen durchgeführt:

- "Jaw, Edentulous"[Mesh] AND "Mandible"[Mesh] AND "Dental Implants"[Mesh] – 562 Quellen

- "Jaw, Edentulous"[Mesh] AND "Mandible"[Mesh] AND "Dental Implants"[Mesh] AND "Denture, Overlay"[Mesh] 143 Quellen

- "Jaw, Edentulous"[Mesh] AND "Mandible"[Mesh] AND "Dental Implants"[Mesh] AND "Denture, Overlay"[Mesh] AND "Clinical Trial "[Publication Type] 48 Quellen

Da für die einzelnen Attachmentsysteme keine eigenen MeSH-Schlagworte vorhanden sind, wurde die MeSH-Suche mit Freitext-Suchwörtern kombiniert:

- "Jaw, Edentulous"[Mesh] AND "Mandible"[Mesh] AND "Dental Implants"[Mesh] AND "Denture, Overlay"[Mesh] AND "Clinical Trial "[Publication Type] AND bar – 19 Quellen

- "Jaw, Edentulous"[Mesh] AND "Mandible"[Mesh] AND "Dental Implants"[Mesh] AND "Denture, Overlay"[Mesh] AND "Clinical Trial "[Publication Type] AND ball – 11 Quellen

- "Jaw, Edentulous"[Mesh] AND "Mandible"[Mesh] AND "Dental Implants"[Mesh] AND "Denture, Overlay"[Mesh] AND "Clinical Trial "[Publication Type] AND telescopic crown – 0 Quellen

Um auch Quellen zu erfassen, die nicht explizit durch die Schlagwortkennzeichnung dem zahnlosen Unterkiefer zugeordnet werden, sich aber dennoch hiermit befassen, wurde ergänzend eine Suche mit folgenden Suchkriterien durchgeführt:

- "Dental Implants"[Mesh] AND "Denture, Overlay"[Mesh] - 691 Quellen

- "Dental Implants"[Mesh] AND "Denture, Overlay"[Mesh] AND bar 173 Quellen

- "Dental Implants"[Mesh] AND "Denture, Overlay"[Mesh] AND ball 60 Quellen

- "Dental Implants"[Mesh] AND "Denture, Overlay"[Mesh] AND telescopic crown 6 Quellen

Anhand der Abstracts wurde eine Vorauswahl nach bestimmten Ein- und Ausschlusskriterien getroffen:

Einschlusskriterien:

- Therapiestudie zur Versorgung zahnloser Unterkiefer mit steg-, kugelkopf- oder teleskopretinierten Implantat-Suprastrukturen
- Klinische Studie
- Untersuchung an lebenden Menschen
- Nennung der Fragestellung und der Methodik
- Abgeschlossene Studie

Ausschlusskriterien:

- Therapiestudie über die prothetische Versorgung des Oberkiefers
- Einzelzahnimplantate
- Fallbeschreibungen

Bei der Auswertung wurden (wenn möglich) Zahlenangaben zu einzelnen Kriterien – getrennt nach Art des Retentionssystems – einander gegenübergestellt und aus Gründen der Vergleichbarkeit die Patientenzahlen, die Zahl der Implantate und die Beobachtungsdauer berücksichtigt.

Zur Beurteilung der Evidenz der klinischen Studien wurden die Kategorisierung „Levels of Evidence" des „Oxford Centre for Evidence Based Medicine" zugrundegelegt [52].

Ergebnisse

Es wurden insgesamt 35 Studien in die Auswertung eingeschlossen (Tabelle 1). Als Probandengut dienten in der Mehrheit 21-40 Patienten (n=18, 51 %). Lediglich 11 % der Studien befassten sich mit 81-100 und 17 % mit mehr als 100 Patienten (Abbildung 1).

In drei Studien (8,3 %) war ein Beobachtungszeitraum von lediglich drei Monaten gewählt worden. Der größte Teil der Studien erstreckte sich über 1-2 (26 %) und 3-4 (26 %) Jahre). Insgesamt acht Studien (23 %) hatten eine Dauer von 5-8 Jahren und 7 Langzeitstudien (20 %) hatten eine Gesamtbeobachtungsdauer ab neun Jahren (Abbildung).

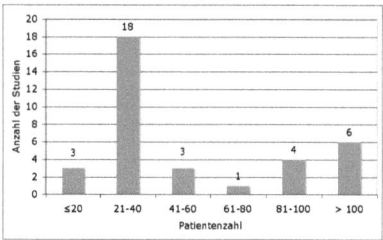

Abbildung 1: Übersicht über die Patientenzahlen der ausgewerteten Studien

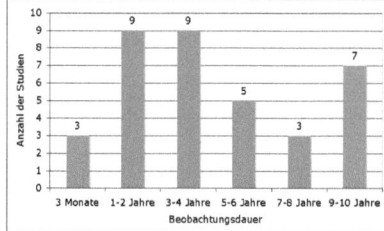

Abbildung 2: Beobachtungsdauern der ausgewerteten Studien

Bezüglich der Studienqualität wurden 28 von 35 Studien (80 %) der Evidenzklasse IIb („Einzelne Kohortenstudie/RCT mit methodischen Mängeln") und die restlichen sieben (20 %) der Evidenzklasse IIIb („Einzelne Fall-Kontroll-Studie, retrospektive Studie") zugeordnet. Für keine Studie traf das Kriterium „Einzelne randomisierte kontrollierte Studie mit engem Konfidenzintervall" (Evidenzklasse Ib) zu.

Tabelle 1: Übersicht über die in der vorliegenden Untersuchung verwendeten klinischen Studien
(n Pat. = Gesamtzahl der eingeschlossenen Patienten, P = Anzahl Patienten, I = Anzahl Implantate, Dauer = Beobachtungsdauer, * = Kontrollgruppe mit Magnetattachments, ** = Kontrollgruppe mit konventioneller Prothese)

Autoren	n Pat.	Steg	Kugel-kopf	Teleskop	Dauer	Studientyp	Evidetyp
Bergendal und Engquist 1998 [2]	31	18 P/2 I	13 P/2 I	-	7 J.	prospektiv randomisiert kontrolliert	IIb
Branemark et al. 1999 [4]	50	50 P/3 I	-	-	3 J.	prospektiv	IIb
Burns et al. 1995 [5]	17	-	17 P/2 I	-	3 Mon.	prospektiv, kontrolliert, Crossover*	IIIb
Cordioli et al. 1997 [6]	21	-	21 P/1 I	-	5 J.	prospektiv	IIb
Cune et al. 2005 [7]	18	18 P/2 I	18 P/2 I	-	3 Mon.	prospektiv, kontrolliert, Crossover	IIIb
Davis und Packer 1999 [8]	25	-	13 P/2 I	-	5 J.	prospektiv, kontrolliert*	IIb
Davis und Packer 2000 [9]	37	12 P/2I	13 P/2 I	-	3 J.	prospektiv, kontrolliert*	IIb
Davis et al. 1996 [10]	25	-	13 P/2 I	-	3 J.	prospektiv, kontrolliert*	IIb
den Dunnen et al. 1997 [11]	104	104 P/2 I	-	-	3 J.	retrospektiv	IIIb
Dudic und Mericske-Stern 2002 [12]	119	85 P/2 I (3 Stegtypen)	34 P/2 I	-	9,3 J.	prospektiv, kontrolliert	IIb
Geertman et al. 1996 [14]	95	29 P/1 I 33 P/2 I	-	-	1 J.	prospektiv, kontrolliert**	IIb
Gotfredsen und Holm 2000 [15]	26	11 P/2 I	15 P/2 I	-	5 J.	prospektiv, kontrolliert	IIb
Heckmann 1996 [16]	31			7 P/4 I 5 P/3 I 19 P/2 I	20 Mon.	prospektiv	IIIb

Autoren	n Pat.	Steg	Kugel-kopf	Teleskop	Dauer	Studientyp	Evidenz-typ
Heckmann et al. 2004 [17]	23	-	-	23 P/2 I	10 J.	prospektiv	IIb
Heydenrijk et al. 2003 [19]	60	2 IMZ-I, One stage 2 IMZ-I, Two stage 2 ITI-I, One stage	-	-	2 J.	prospektiv, kontrolliert, randomisiert	IIb
Hooghe und Naert 1997 [21]	207	179 P/2 I	14 P/2 I	-	9 J.	prospektiv, kontrolliert	IIb
Karabuda et al. 2002 [23]	36	18 P/ 2-3 I	18 P/ 2-3 I	-	Steg: 4 J. Kugel: 2 J.	prospektiv, kontrolliert	IIIb
Klemke et al. 1996 [24]	29	-	-	29 P /3-6 I	9,5 J.	retrospektiv	IIIb
Krennmair et al. 2006 [25]	25	-	13 P/2 I	12 P/2 I	3 J.	prospektiv, randomisiert, kontrolliert	IIb
Meijer et al. 2003 [26]	40	20P/2IMZ, 20P/2 ITI	-	-	1 J.	prospektiv, randomisiert, kontrolliert	IIb
Meijer et al. 2003 [28]	121	61 P/2 I	-	-	10 J.	prospektiv, kontrolliert**	IIb
Naert et al. 2004 [37]	21	7 Pat/2 I	8 P/2 I	-	10 J.	prospektiv, randomisiert, kontrolliert*	IIb
Naert et al. 1997 [38]	36	12 Pat/2 I	12Pat/2 I	-	3 J.	prospektiv, randomisiert, kontrolliert*	IIb
Naert et al. 1998 [39]	36	12 Pat/2 I	12Pat/2 I	-	5 J.	prospektiv, randomisiert, kontrolliert*	IIb
Naert et al. 1999 [40]	36	12 Pat/2 I	12Pat/2 I	-	5 J.	prospektiv, randomisiert, kontrolliert*	IIb
Naert et al. 1994 [41]	36	12 Pat/2 I	12Pat/2 I	-	1 J.	prospektiv, randomisiert, kontrolliert*	IIb
Payne und Solomons 2000 [45]	59	20 P/2 I 21 P/3-4 I	-	-	3 J.	prospektiv, randomisiert, kontrolliert**	IIb

Autoren	n Pat.	Steg	Kugel-kopf	Teleskop	Dauer	Studientyp	Evidenz typ
Roynesdal et al. 2001 [50]	21	-	21 P/2 I	-	2 J.	prospektiv	IIb
Stoker et al. 2007 [56]	96	33 P/2 I 33 P/4 I	30Pat/2 I	-	8 J.	prospektiv, randomisiert, kontrolliert	IIb
Timmermann et al. 2004 [58]	100 P	37 P/2 I 37 P/4 I	36Pat/2 I	-	8 J.	prospektiv, randomisiert, kontrolliert	IIb
van Kampen et al. 2003 [59]	18	18 P/2 I	18 P/2 I	-	3 Mon.	prospektiv, kontrolliert, Crossover*	IIIb
Visser et al. 2006 [60]	151	62 P/2 I	-	-	10 J.	prospektiv, kontrolliert**	IIb
Walton 2003 [61]	100	50 P/2 I	50 P/2 I	-	3 J.	prospektiv, randomisiert, kontrolliert	IIb
Walton et al. 2002 [62]	64	30 P/2 I	34 P/2 I	-	1 J.	prospektiv, randomisiert, kontrolliert	IIb
Wismeijer et al. 1999 [65]	110	34 P/2 I 36 P/4 I	32 P/2 I	-	19 Mon.	prospektiv, kontrolliert	IIb

Allgemeine Patientenzufriedenheit

Unabhängig von der Art des verwendeten Attachments bejahten im ersten Jahr nach der prothetischen Versorgung alle Patienten der 10-Jahres-Studie von Naert et al. [37] die Frage „Würden Sie die gleiche Behandlung wiederholen?". Auch in den Folgejahren wären fast alle Patienten dazu bereit gewesen: Lediglich jeweils ein Patient aus der Gruppe mit Stegverankerung und aus der Gruppe mit Kugelkopfattachment verneinten die Frage.

In der Untersuchung von Geertman et al. [14] fiel die Zufriedenheit der Patienten in zwei Gruppen mit Stegverankerungen auf einem oder zwei Implantaten gleich groß aus (Tabelle 2). Im Verlauf von zehn Jahren nahm die Zufriedenheit in der Studie von Meijer et al. mit zunehmender Tragedauer der stegretinierten Prothese geringgradig ab. Auch Naert el al. [37] stellten im Verlauf von zehn Jahren keinen statistisch signifikanten Unterschied in der allgemeinen Zufriedenheit bei Patienten mit steg- oder kugelkopfverankerten Prothesen fest (Abbildung 3).

Dagegen fielen die Ergebnisse bei einem Vergleich zwischen Kugelkopf und Steg bei Karabuda et al. [23] deutlich unterschiedlich aus. Hier bezeichneten sich 88,9 % der Patienten mit Stegverankerung als zufrieden, aber nur 66,7 % der Patienten mit Kugelkopfretinierung. Allerdings ist eine Vergleichbarkeit durch unterschiedliche Beobachtungsdauern nicht unbedingt gegeben (Tabelle 2).

Zur Patientenzufriedenheit mit Konuskronen liegen keine Ergebnisse vor.

Tabelle 2: Zufriedenheit der Patienten

Autoren	n Pat.	Retentionssystem	Beobachtungszeitraum	Zufriedenheit
Geertman et al. 1996	29 33	1 Impl., Steg (k.A.) 2 Impl., Steg (k.A.)	1 Jahr	8,4 von 10 Punkten 8,2 von 10 Punkten
Karabuda et al. 2002	18 18	2/ 3 Impl., Steg (oval) 2/ 3 Impl., Kugel	4 Jahre 2 Jahre	88,9 % zufrieden 66,7 % zufrieden
Meijer et al. 2003	61	2 Impl., Steg (rund)	10 Jahre	Baseline 4,8 von 10 Pkt. 1 Jahr 8,3 von 10 Pkt. 5 Jahre 10 Jahre 7,4 von 10 Pkt. 7,7 von 10 Pkt.
Naert et al. 2004	8 7	2 Impl., Kugelkopf 2 Impl., Steg	10 Jahre	s. Abbildung

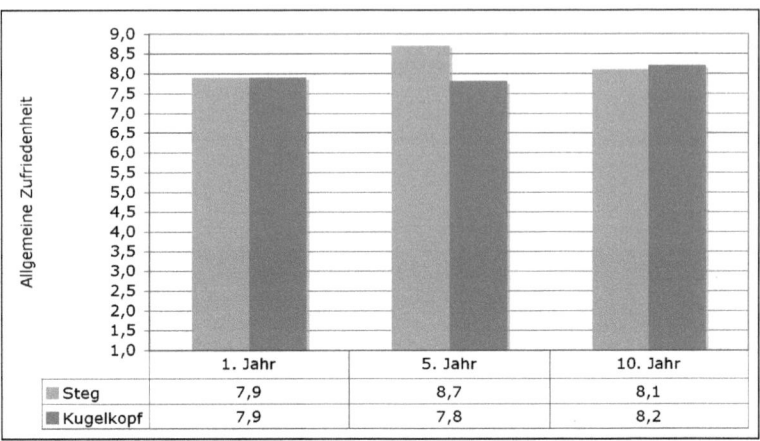

Abbildung 3: Allgemeine Zufriedenheit der Patienten mit einer Unterkieferprothese auf zwei Implantaten mit Steg- und Kugelkopfattachment (Score von 1 = sehr schlecht bis 9 = exzellent) im Zeitraum von zehn Jahren (Daten aus Naert et al. 2004 [37])

Beschwerden

Unter Anwendung eines vierstufigen Scores konnten Cune et al. [7] keinen Unterschied bezüglich allgemeiner Beschwerden zwischen Patienten mit kugelkopf- oder stegverankerten Prothesen ermitteln. Außerdem führten die Autoren eine Befragung mittels visueller Analogskala durch, die die Kriterien Beschwerden beim Tragen der Ober-/Unterkieferprothese, physiognomische und ästhetische Mängel oder Probleme mit dem veränderten, engeren Platzangebot in der Mundhöhle umfasste. Auch hier wurde keine unterschiedliche Bewertung von Patienten mit kugelkopf- oder stegverankertem Zahnersatz angegeben [7].

In einer 5-Jahres-Untersuchung von Davis und Packer [8] über 26 Patienten mit kugelkopfretinierten Prothesen hatten 52 % keine Beschwerden und 45 % nur leichte Probleme. Große Beschwerden wurden von 3 % der Patienten angegeben.

Visser et al. [60] stellten bei Befragungen von 60 Patienten mit Unterkieferprothesen auf zwei oder vier Implantaten auf Stegen keine statistisch signifikanten Unterschiede bezüglich der Zufriedenheit nach fünf Jahren fest.

Die überwiegende Mehrheit der Patienten hatte vor der Behandlung mit Implantaten auf Steg- oder Kugelkopfverankerung Beschwerden unter der Unterkieferprothese [61]. 16 Monate nach der Behandlung traten Beschwerden nur noch in Einzelfällen auf, wobei kein statistisch signifikanter Zusammenhang zur Art der Verankerung nachgewiesen wurde (Abbildung 4). Dies gilt auch nach Einteilung der Patienten in zwei Kategorien mit einer mandibulären Knochenhöhe bis 15 mm und über 15 mm.

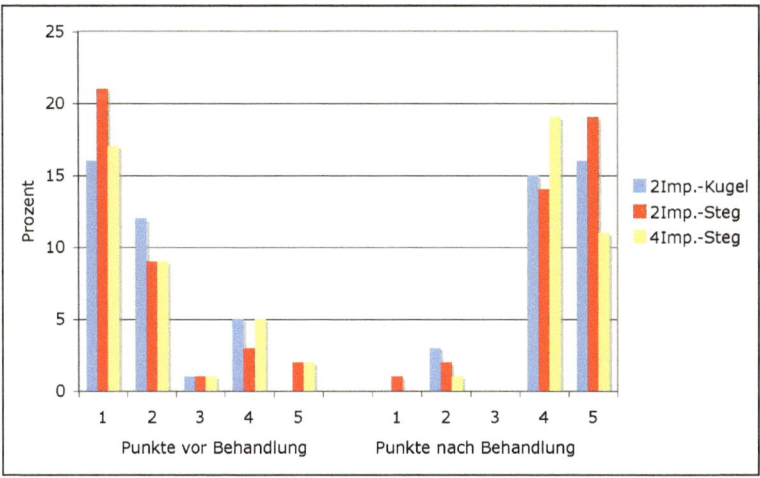

Abbildung 4: Beantwortung der Frage „Haben Sie Beschwerden unter ihrer Unterkiefer-prothese?" vor und 16 Monate nach Behandlung (Daten aus Walton 2003 [61])
1 Punkt: sehr stark, 2 Punkte: ja, 3 Punkte: keine Meinung, 4 Punkte: wenig,
5 Punkte: keine

Zufriedenheit mit der Retentionsfähigkeit

In einer Studie von Timmerman et al. [58] wurde die Zufriedenheit von drei verschiedenen Patientengruppen (2 Implantate Kugelkopf, 2 Implantate Steg, 4 Implantate Steg) nach 19 Monaten und 8 Jahren eruiert. Für den Parameter „Zufriedenheit mit der Retention und Stabilität der Unterkieferprothese" waren die Teilnehmer mit Prothesen auf 2 Implantaten mit Kugelkopfverankerung nach acht Jahren weniger zufrieden als nach 19 Monaten, während in den zwei übrigen Behandlungsgruppen solche Unterschiede nicht auftraten. Hier war – wie auch in der Kugelkopfgruppe – lediglich eine gestiegene Zufriedenheit gegenüber den Baseline-Werten zu verzeichnen.

Auch Naert et al. [37] stellten in den ersten fünf Jahren nach Prothesenanpassung eine deutlich geringere Zufriedenheit der Patienten mit Kugelkopfverankerung fest. Nach zehn Jahren hatten sich die Ergebnisse bei Steg und Kugelkopf allerdings nahezu angeglichen (Abbildung 5).

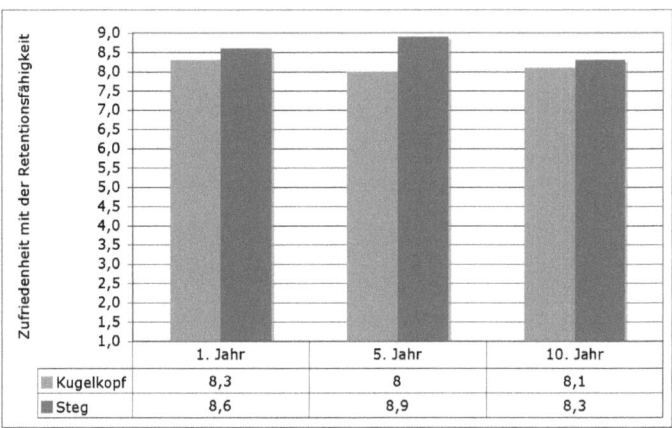

Abbildung 5: Zufriedenheit der Patienten mit der Retentionsfähigkeit ihrer Unterkieferprothese auf zwei Implantaten mit Steg- und Kugelkopfattachment (Score von 1 = sehr schlecht bis 9 = exzellent) im Zeitraum von zehn Jahren (Daten aus Naert et al. 2004 [37])

Kaufähigkeit

Probleme mit der Akkumulation von Speiseresten unter der Prothese hatten laut Karabuda et al. 16,7 % der Patienten mit Stegverankerung, aber niemand aus der Gruppe der Patienten mit Kugelkopfattachment [23]. Während über 10 Jahre hinweg die Patienten meist keinerlei Schwierigkeiten beim Verzehr weicher Nahrung hatten, bestanden bei harten Nahrungsmitteln ab dem fünften Jahr leichte Probleme.

Es bestanden keine Unterschiede zwischen Patienten mit einem Implantat und Extensionssteg beziehungsweise zwei Implantaten und Steg beim Essen von weicher, harter oder zäher Nahrung [23]. Auch Timmerman et al. [58] verzeichneten keine Unterschiede zwischen ihren drei Patientengruppen (2 Implantate Kugelkopf, 2 Implantate Steg, 4 Implantate Steg) bezüglich der Zufriedenheit mit dem Verzehr weicher und harter Nahrung.

Im Patientengut von Davis und Packer [8] gaben 83 % der Patienten an, über eine gute und 17 % über eine mäßige Kaufähigkeit mit Hilfe ihrer kugelkopfverankerten Prothesen zu verfügen (Tabelle 3).

Meijer et al. fanden bei Patienten mit zwei Implantaten und Stegverankerung Unterschiede in der Kaufähigkeit in Abhängigkeit von der Konsistenz der Nahrung [45]: Probleme bestanden vor allem beim Kauen harter Nahrung.

In der Zehn-Jahres-Studie von Naert et al. [37] waren im ersten Jahr Patienten mit Stegretinierung unzufriedener mit ihrer Kaufähigkeit als Patienten mit Kugelkopfverankerung. Nach fünf Jahren hatten sich die Ergebnisse beider Gruppen angeglichen.

Tabelle 3: Kaufähigkeit

Autoren	n Pat.	Retentionssystem	Beobachtungszeitraum	Kaufähigkeit		
Davis und Packer 1999	26	2 Impl., Kugelkopf	5 Jahre	gut: 83 % mäßig: 17 % schlecht: 0 %		
Meijer et al. 2003	61	2 Impl., Steg (rund)	10 Jahre	Nahrung	Weich	Hart
				Basis	1,1	1,8
				1 Jahr	0,1	0,6
				5 Jahre	0,2	1,1
				10 Jahre	0,3	1,0

* Score von 0-3: 0 = keine, 1 = leichte, 2 = mäßige, 3 = ernste Probleme

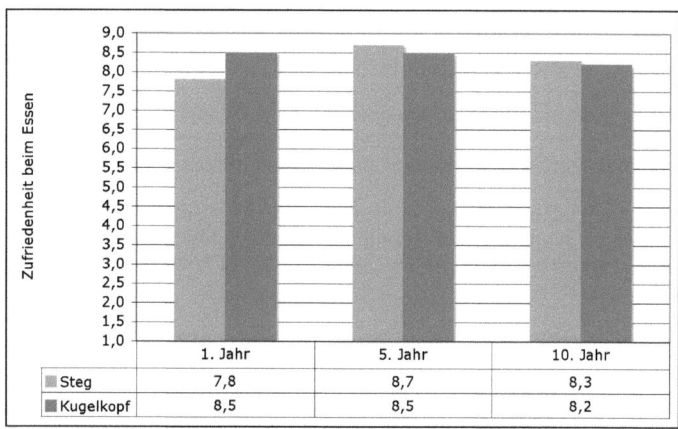

Abbildung 6: Zufriedenheit der Patienten mit einer Unterkieferprothese auf zwei Implantaten mit Steg- und Kugelkopfattachment beim Essen (Score von 1 = sehr schlecht bis 9 = exzellent) im Zeitraum von zehn Jahren (Daten aus Naert et al. 2004 [37])

Sprechen

In der Untersuchung von Karabuda et al. hatten 11,0 % der Patienten mit Stegverankerung und 16,7 % der Patienten mit Kugelkopfattachment nur im ersten Jahr nach Insertion der Unterkieferprothese Probleme beim Sprechen [23].

Naert et al. [37] stellten keinen statistisch signifikanten Unterschied zwischen Patienten mit kugelkopf- oder stegretinierten Prothesen hinsichtlich ihrer Zufriedenheit mit dem Sprechen fest.

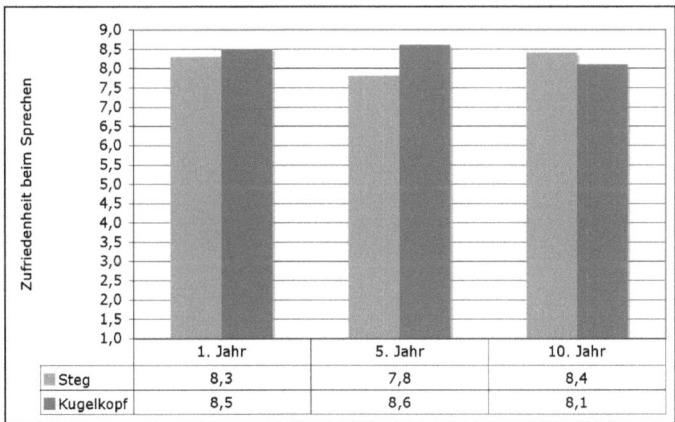

Abbildung 7: Zufriedenheit der Patienten mit ihrer Unterkieferprothese auf zwei Implantaten mit Steg- und Kugelkopfattachment beim Sprechen (Score von 1 = sehr schlecht bis 9 = exzellent) im Zeitraum von zehn Jahren (Daten aus Naert et al. 2004 [37])

Ästhetische Aspekte

In der Studie von Cune et al. [7] fiel die Patientenbeurteilung sowohl bezüglich der allgemeinen Ästhetik als auch im Hinblick auf physiognomische Merkmale wie Form der Lippen, der Wangen und des Mundes bei Trägern von kugelkopf- und stegverankerten Unterkieferprothesen gleich gut aus. Gleiches gilt für die Untersuchung von Geertman et al. [14] bei einem Vergleich zwischen den Kombinationen 1 Implantat/Extensionssteg und 2 Implantate/Steg sowie für die Studie von Naert et al. [37] (Abbildung 8).

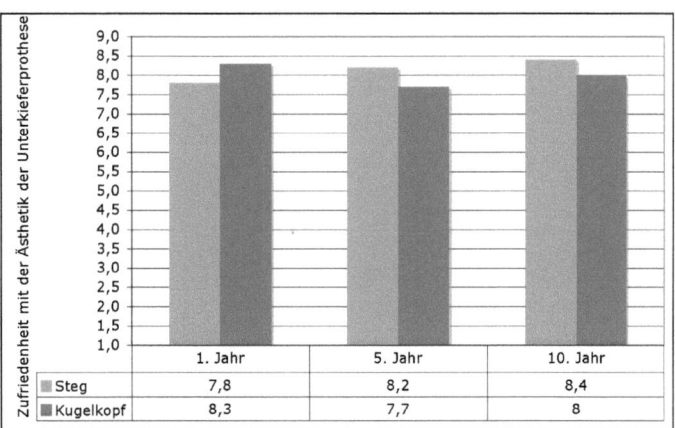

Abbildung 8: Zufriedenheit der Patienten mit dem Aussehen ihrer Unterkieferprothese auf zwei Implantaten mit Steg- und Kugelkopfattachment (Score von 1 = sehr schlecht bis 9 = exzellent) im Zeitraum von zehn Jahren (Daten aus Naert et al. 2004 [37])

Diskussion

Eine typische Indikation für herausnehmbaren Zahnersatz stellt der atrophierte Unterkiefer dar, der einer Prothese in der Regel ein nicht ausreichendes Lager bietet. Daher müssen bereits bei der Planung verschiedene Faktoren berücksichtigt werden, die unter anderem das Retentionsvermögen der geplanten Konstruktion, den voraussichtlichen Nachsorgeaufwand, die Prognose für Weichteil- und Knochengewebe und nicht zuletzt auch die individuellen Ansprüche, Habits und finanziellen Möglichkeiten der Patienten umfassen. Daher war das Ziel der vorliegenden Masterthese eine systematische Literaturübersicht zu den Ergebnissen verschiedener Verankerungssysteme auf Implantaten für herausnehmbare Unterkieferprothesen zu erstellen, um hierdurch eine Entscheidungshilfe bei der Auswahl eines geeigneten Attachments liefern zu können. Die Auswahl wurde auf die gebräuchlichsten Systeme Steg, Kugelkopf und Konuskrone beschränkt. Die ebenfalls lange Zeit viel verwendeten Magneten wurden ausgeklammert, da die Behandlungsergebnisse im Hinblick auf das Retentionsvermögen keine zufriedenstellenden Daten liefern und daher kontrovers diskutiert werden [5; 40; 47; 59].

Für die Auswertung wurden folgende Einschlusskriterien gewählt: Therapiestudien zur Versorgung zahnloser Unterkiefer mit steg- , kugelkopf- oder teleskopretinierten Implantat-Suprastrukturen, abgeschlossene klinische Studien an lebenden Menschen mit Nennung der Fragestellung und der Methodik. Studien, die nur die Oberkieferversorgung oder die Versorgung mit Einzelzahnimplantaten umfassten, sowie Fallbeschreibungen wurden dagegen ausgeschlossen. Es wurden insgesamt 35 Studien in die Auswertung einbezogen.

Bezüglich der Methodik fällt eine große Inhomogenität bei den gewählten Kriterien zur Beurteilung eines Behandlungserfolges auf. Daher ergaben sich innerhalb der genannten Auswertungskategorien wiederum differerierende Methoden, so dass ein direkter Vergleich erschwert war.

Auch unterschieden sich die einbezogenen Studien hinsichtlich ihrer Fallzahlen und Beobachtungsdauern erheblich. Am häufigsten, bei 18 Studien (51 %), wurden insgesamt lediglich zwischen 21 und 40 Patienten einbezogen, so dass bei Aufteilung der Patienten in Untergruppen mit verschiedenen Attachmenttypen die Fallzahlen sehr gering wurden. Der Untersuchungszeitraum reichte von drei Monaten bis zu 10 Jahren. In drei Studien trugen die Patienten nacheinander verschiedene Attachmenttypen („Crossover-Studien"), so dass hier als maßgeblicher Beobachtungszeitraum pro Typ lediglich drei Monate resultieren. Der größte Teil der Studien erstreckte sich über ein bis zwei (26 %) und drei bis vier (26 %) Jahre). Insgesamt acht Studien (23 %) hatten eine Dauer von 5-8 Jahren, und 7 (20 %) waren Langzeitstudien ab neun Jahren.

Zur Beurteilung der Qualität wissenschaftlicher Studien haben sich die Kriterien der evidenzbasierten Medizin bewährt. Für die Bewertung klinischer Studien steht die Kategorisierung in Evidenzstufen des „Oxford Centre for Evidence Based Medicine" zur Verfügung [52]. Diese beinhaltet die für die vorliegende Untersuchung relevanten Kategorien:

Ib – einzelne randomisierte kontrollierte Studie (RCT) mit engem Konfidenzintervall,
IIb – einzelne Kohortenstudie/RCT mit methodischen Mängeln,
IIIb – einzelne Fallkontrollstudie,
IV – Fallserien, Kohortenstudien und Fallkontrollstudien mit methodischen Mängeln.

Unter Anwendung dieser Kriterien wurden hier 28 von 35 Studien (80 %) der Evidenzklasse IIb und die restlichen sieben (20 %) der Evidenzklasse IIIb zugeordnet. Für keine Studie traf das höchstrangige Kriterium Ib zu. Damit ist die Datenlage zur Verwendung steg-, kugelkopf- oder teleskopretinierter Implantat-Suprastrukturen im Unterkiefer als nicht zufriedenstellend zu bewerten. Es sind mehr Langzeitstudien mit größeren Fallzahlen und definierten Kriterien zur Beurteilung des Behandlungserfolges zu fordern, die den Anforderungen der evidenzbasierten Medizin entsprechen [51]. Insbesondere fehlen für die hier untersuchte Problematik Studien der Evidenzstufe Ib, die randomisierte kontrollierte Studien mit einem engen Konfidenzintervall umfasst. Das Konfidenzintervall beschreibt den Bereich, in dem der Therapieeffekt oder das Risiko einer Behandlung („Effektgröße") mit einer bestimmten Wahrscheinlichkeit erwartet werden kann (üblicherweise 95 % = 95 %-Konfidenzintervall), und erlaubt somit Aussagen über die Unsicherheit oder Zuverlässigkeit der Aussage zur Effektgröße. Die Breite des Konfidenzintervalls hängt wiederum unter anderem von der Zahl der in die Studie eingeschlossenen Patienten ab und wird mit zunehmender Patientenzahl enger, d. h. die Effektgröße kann präziser geschätzt werden [51].

Das Ziel der evidenzbasierten Medizin ist „der gewissenhafte, ausdrückliche und vernünftige Gebrauch der gegenwärtig besten externen, wissenschaftlichen Evidenz für Entscheidungen in der medizinischen Versorgung individueller Patienten. Die Praxis der EbM bedeutet die Integration individueller klinischer Expertise mit der bestverfügbaren externen Evidenz aus systematischer Forschung" [51]. Auf dieser Basis repräsentieren die hier ausgewerteten Studien trotz ihrer methodischen Mängel den derzeit besten verfügbaren Wissensstand.

Zur Ermittlung der Patientenzufriedenheit werden zahlreiche Parameter verwendet. Das Spektrum reicht von der einfachen Frage nach der allgemeinen Zufriedenheit bis hin zu aufwändigen vielteiligen Fragebögen, welche zahlreiche Einzelfragen nach Beschwerden und funktionellen, ästhetischen und auch sozialen Kriterien beinhalten. Einen groben Überblick gibt die Evaluierung der generellen Zufriedenheit. Auffallend ist zunächst, dass hierzu keine Studien zu

Konuskronen vorliegen. Zu steg- und kugelkopfverankerten Prothesen bietet sich ein inhomogenes Bild. Es scheint, dass die meisten Patienten mit ihren auf diese Weise retinierten Prothesen zufrieden sind, wie beispielsweise die Vergabe von 8,2 von 10 möglichen Punkten bei Stegretention auf zwei Implantaten in der Studie von Geertman und Mitarbeitern [14] zeigt. Langzeituntersuchungen deuten darauf hin, dass die Patientenzufriedenheit auch nach langer Tragedauer von zehn Jahren nicht nennenswert abnimmt [37]. Unterschiede zwischen Steg und Kugelkopf ergaben sich bei Naert et al. [37] im fünften Jahr, in dem für stegverankerte Prothesen durchschnittlich 8,7 und für kugelkopfverankerte Prothesen 7,8 Punkte von 10 Punkte durch die Patienten vergeben wurden. Im zehnten Jahr näherten sich die Mittelwerte beider Gruppen mit 8,1 und 8,2 Punkten wieder an. Eine deutlichere Differenz beschrieben Karabuda et al. [23], bei denen 88,9 % der Patienten nach vier Jahren mit der stegverankerten Prothese zufrieden waren, während es nur 66,7 % der Patienten mit zweijährigem Tragen der kugelkopfretinierten Prothese waren. In der 10-Jahres-Studie von Naert [37] verneinte die Frage „Würden Sie die gleiche Behandlung wiederholen?" nur jeweils ein Patient mit steg- oder mit kugelkopfverankerter Prothese. Einschränkend ist aber festzustellen, dass in der letztgenannten Studie mit 7 beziehungsweise 8 Patienten die Fallzahlen zu gering erscheinen, um diese Aussage verallgemeinern zu können.

Bei Patientenbefragungen nach Beschwerden zeigten sich keine attachmentspezifischen Unterschiede. Deutlichere Ergebnisse liefern Fragen nach der Zufriedenheit mit der Retentionsfähigkeit, bei deren Beantwortung eine geringere Zufriedenheit bei Patienten mit kugelkopfgelagerten Prothesen – vor allem in den ersten fünf Jahren – auffällt [37; 58]. Bei steggetragenen Prothesen traten gelegentlich funktionelle Einschränkungen durch die Akkumulation von Speiseresten [23] beziehungsweise beim Kauen harter Nahrung [37] auf, aber auch bei kugelkopfretinierten Prothesen beklagten 17 % der Patienten eine nur mäßige Kaufähigkeit [8]. Weitere Unterschiede ergaben sich zwischen den Retentionssystemen Steg und Kugelkopf weder bei Befragung nach Problemen mit dem Kauen noch mit dem Sprechen.

Bei ausnahmslos allen ausgewerteten Studien wurde eine deutliche Steigerung der Patientenzufriedenheit gegenüber der Ausgangssituation erzielt. Auffallend ist das Fehlen von Studien zur Patientenzufriedenheit bei doppelkronenretinierten Unterkieferprothesen. Hieraus kann jedoch keine generelle Unzufriedenheit abgeleitet werden. Da ein direkter Zusammenhang zwischen dem Retentionsvermögen und der Zufriedenheit der Patienten besteht und diese bei Konuskronen nachgewiesenermaßen hoch ist [34; 44], kann man vermuten, dass - zumindest bezüglich funktioneller Aspekte – eine ebenso hohe Zufriedenheit besteht wie bei Steg- und Kugelkopfattachments.

Literaturverzeichnis

[1] Bartsch, F: Grundlagen der modernen Teleskoptechnik. Teil 1: Definitionen und Herstellungsprozess. Dentallabor 1998;46:919-927

[2] Bergendal, T, Engquist, B: Implant-supported overdentures: A longitudinal prospective study. Int J Oral Maxillofac Implants 1998;13:253-262

[3] Binon, PP, McHugh, MJ: The effect of eliminating implant/abutment rotational misfit on screw joint stability. Int J Prosthodont 1996;9:511-519

[4] Branemark, PI, Engstrand, P, Ohrnell, LO, Grondahl, K, Nilsson, P, Hagberg, K, Darle, C, Lekholm, U: Branemark Novum: A new treatment concept for rehabilitation of the edentulous mandible. Preliminary results from a prospective clinical follow-up study. Clin Implant Dent Relat Res 1999;1:2-16

[5] Burns, DR, Unger, JW, Elswick, RK, Beck, DA: Prospective clinical evaluation of mandibular implant overdenture: Part I - Retention, stability, and tissue response. J Prosthet Dent 1995;73:354-363

[6] Cordioli, G, Majzoub, Z, Castagna, S: Mandibular overdentures anchored to single implants: a five-year prospective study. J Prosthet Dent 1997;78:159-165

[7] Cune, M, van Kampen, F, van der Bilt, A, Bosman, F: Patient satisfaction and preference with magnet, bar-clip, and ball-socket retained mandibular implant overdentures: a cross-over clinical trial. Int J Prosthodont 2005;18:99-105

[8] Davis, DM, Packer, ME: Mandibular overdentures stabilized by Astra Tech implants with either ball attachments or magnets: 5-year-results. Int J Prosthodont 1999;12:222-229

[9] Davis, DM, Packer, ME: The maintenance requirements of mandibular overdentures stabilized by Astra Tech implants using three different attachment mechanisms - balls, magnets, and bars. 3 year results. Eur J Prostodont Restor Dent 2000;8:131-134

[10] Davis, DM, Rogers, JO, Packer, ME: The extent of maintenance required by implant-retained mandibular overdentures: A 3-year report. Int J Oral Maxillofac Implants 1996;11:767-774

[11] den Dunnen, AC, Slagter, AP, de Baat, C, Kalk, W: Professional hygiene care, adjustments and complications of mandibular implant-retained

overdentures: A three-year retrospective study. J Prosthet Dent 1997;78:387-390

[12] Dudic, A, Mericske-Stern, R: Retention mechanisms and prosthetic complications of implant-supported mandibular overdentures: Long-term results. Clin Imlant Dent Relat Res 2002;4:212-219

[13] Freesmeyer, WB, Eisenmann, E. Konstuktionsprinzipien, Planung und Klinik des kombinierten Zahnersatzes. In FREESMEYER, WB (Hrsg.): Klinische Prothetik. Band 2: Herausnehmbarer Zahnersatz. Heidelberg, Hüthig (1999), 39-67

[14] Geertman, ME, van Waas, MA, van 't Hof, MA, Kalk, W: Denture satisfaction in a comparative study of implant-retained mandibular overdentures: a randomized clinical trial. Int J Oral Maxillofac Implants 1996;11:194-200

[15] Gotfredsen, K, Holm, B: Implant-supported mandibular overdentures retained with ball or bar attachments: A randomized prospective 5-year study. Int J Prosthodont 2000;13:125-130

[16] Heckmann, S: Zur Verlaufsmessung der Implantatfestigkeit bei teleskopstabilisiertem totalem Zahnersatz. Z Zahnärztl Implantol 1996;12:148-151

[17] Heckmann, SM, Schrott, A, Graef, F, Wichmann, MG, Weber, HP: Mandibular two-implant telescopic overdentures: 10 year clinical and radiographical results. Clin Oral Implants Res 2004;15:560-569

[18] Heckmann, SM, Winter, W, Meyer, M, Weber, HP, Wichmann, MG: Overdenture attachment selection and the loading of implant and denture-bearing area. Part 2: A methodical study using five types of attachment. Clin Oral Implants Res 2001;12:640-7

[19] Heydenrijk, K, Raghoebar, GM, Meijer, HJ, Stegenga, B: Clinical and radiologic evaluation of 2-stage IMZ implants placed in a single-stage procedure: 2-year results of a prospective comparative study. Int J Oral Maxillofac Implants 2003;18:424-432

[20] Hoffmann, M: Kopplungsabhängige Implantatbelastung bei Hybridprothesen. Zahnärztl Implantol 1997;13:210-217

[21] Hooghe, M, Naert, I: Implant supported overdentures - the Leuven experience. J Dent 1997;25:25-32

[22] Jäger, K, Wirz, J: In-vitro-Spannungsanalysen an Implantaten in Abhängigkeit von den hybridprothetischen Suprakonstruktionen. Z Zahnärztl Implantol 1993;9:42-49

[23] Karabuda, C, Tosun, T, Ermis, E, Ozdemir, T: Comparison of 2 retentive systems for implant-supported overdentures: soft tissue management and evaluation of patient satisfaction. J Periodontol 2002;73:1067-1070

[24] Klemke, J, Walther, W, Heners, M: Prosthetischer Erhaltungsaufwand bei implantatgetragenen Konuskronenkonstruktionen. Z Zahnärztl Implantol 1996;12:29-34

[25] Krennmair, G, Weinlander, M, Krainhofner, M, Piehslinger, E: Implant-supported mandibular overdentures retained with ball or telescopic crown attachments: a 3-year prospective study. Int J Prosthodont 2006;19:164-170

[26] Lenz, J, Schindler, HJ, Pelka, H: Die keramikverblendete NEM-Konuskrone. Berlin, Quintessenz (1992)

[27] Little, DA, Graham, L: Zirconia: simplifying esthetic dentistry. Compend Contin Educ Dent 2004;25:490-4

[28] Meijer, HJ, Heijdenrijk, K, Raghoebar, GM: Mucosal and radiographic aspects during the healing period of implants placed in a one-stage procedure. Int J Prosthodont 2003;16:397-402

[29] Menicucci, G, Lorenzetti, M, Pera, P, Preti, G: Mandibular implant-retained overdenture: A clinical trial of two anchorage systems. Int J Oral Maxillofac Implants 1998;13:851-856

[30] Mericske-Stern, R: Force distribution on implants supporting overdentures: The effect of distal bar extensions. A 3-D in vivo study. Clin Oral Implants Res 1997;8:142-151

[31] Mericske-Stern, R: Three-dimensional force measurements with mandibular overdentures connected to implants by ball-shaped retentive anchors. A clinical study. Int J Oral Maxillofac Implants 1998;13:36-43

[32] Mericske-Stern, R, Assal, P, Buergin, W: Simultaneous force measurements in 3 dimensions on oral endosseous implants in vitro and in vivo. A methodological study. Clin Oral Implants Res 1996;7:378-386

[33] Mericske-Stern, R, Piotti, M, Sirtes, G: 3-D in vivo force measurements on mandibular implants supporting overdentures. A comparative study. Clin Oral Implants Res 1996;7:387-396

[34] Minagi, S, Natsuaki, N, Nishigawa, G, Sato, T: New telescopic crown design for removable partial dentures. J Prosthet Dent 1999;81:684-688

[35] Mollersten, L, Lockowandt, P, Linden, LA: Comparison of strength and failure mode of seven implant systems: An in vitro test. J Prosthet Dent 1997;78:582-591

[36] Mundt, T, Meistring, G, Greese, U: Die Konuskronenprothese. Skript der Universität Greifswald. http://www.dental.uni-greifswald.de/studium/pdf4/prothetik/ konuskronenskript.pdf (1.9.2007). o.A.;

[37] Naert, I, Alsaadi, G, Quirynen, M: Prosthetic aspects and patient satisfaction with two-implant-retained mandibular overdentures: A 10-year randomized clinical study. Int J Prosthodont 2004;17:401-410

[38] Naert, I, Gizani, S, Vuylsteke, M, van Steenberghe, D: A randomised clinical trial on the influence of splinted and unsplinted oral implants in mandibular overdenture therapy. A 3-year report. Clin Oral Investig 1997;1:81-88

[39] Naert, I, Gizani, S, Vuylsteke, M, van Steenberghe, D: A 5-year randomized clinical trial on the influence of splinted and unsplinted oral implants in mandibular overdenture therapy. Clin Oral Implants Res 1998;9:170-177

[40] Naert, I, Gizani, S, Vuylsteke, M, van Steenberghe, D: A 5-year prospective randomized clinical trial on the influence of splinted and unsplinted oral implants retaining a mandibular overdenture: Prosthetic aspects and patient satisfaction. J Oral Rehab 1999;26:195-202

[41] Naert, I, Quirynen, M, Hooghe, M, van Steenberghe, D: A comparative prospective study of splinted and unsplinted Branemark implants in mandibular overdenture therapy: A preliminary report. J Prosthet Dent 1994;71:486-492

[42] Naert, IE, Hooghe, M, Quirynen, M, van Steenberghe, D: The reliability of implant-retained hinging overdentures for the fully edentulous mandible. An up to 9-year longitudinal study. Clin Oral Investig 1997;1:119-124

[43] Narhi, TO, Hevinga, M, Voorsmit, RA, Kalk, W: Maxillary overdentures retained by splinted and unsplinted implants: a retrospective study. Int J Oral Maxillofac Implants 2001;16:259-66

[44] Ohkawa, S, Okane, H, Nagasawa, T, Tsuru, H: Changes in retention of various telescope crown assemblies over long-term use. J Prosthet Dent 1990;64:135

[45] Payne, AGT, Solomons, YF: Mandibular implant-supported overdentures: A prospective evaluation of the burden of prosthodontic mainte-

nance with 3 different attachment systems. Int J Prosthodont 2000;13:246-253

[46] Payne, AGT, Solomons, YF: The prosthetic maintenance requirements of mandibular mucosa- and implant-supported overdentures: A review of the literature. Int J Prosthodont 2000;13:238-245

[47] Petropoulos, VC, Smith, W, Kousvelari, E: Comparison of retention and release periods of implant overdenture attachments. Int J Oral Maxillofac Implants 1997;12:176-185

[48] Richter, EJ. Attachments für herausnehmbaren Zahnersatz in der Implantatprothetik. In Lotzmann, K, Borchers, H (Hrsg.): Zahnmedizin 2000 - Eine Standortbestimmung zu Beginn des 3. Milleniums. Fuchstal Team Media Vereas (2000),

[49] Richter, EJ, Meier, M, Spiekermann, H: Implantatbelastung in vivo - Untersuchungen an implantatgeführten Coverdenture-Prothesen. Z Zahnärztl Implantol 1992;1:36-45

[50] Roynesdal, AK, Amundrud, B, Hannaes, HR: A comparative clinical investigation of 2 early loaded ITI dental implants supporting an overdenture in the mandible. Int J Oral Maxillofac Implants 2001;16:246-251

[51] Sackett, DL: Was ist Evidenz-basierte Medizin und was nicht? Münch Med Wschr 1997;139:644-645

[52] Sackett, DL, Straus, SE, Richardson, WS, Rosenberg, W, Haynes, RB, Oxford Centre for Evidence Based Medicine: Levels of evidence. Edinburgh, Churchill-Livingstone (2000)

[53] Schaller, C, Richter, EJ: Verankerungselemente für implantatgestützten Zahnersatz im zahnlosen Kiefer. Implantologie 2000;8:353-358

[54] Schneider, P, Gehrke, P: Langzeitergebnisse implantologischer Pfeilervermehrung im reduzierten Restgebiss mittels präfabrizierter Doppelkronen. Z Zahnärztl Implantol 2008;24:2-11

[55] Spiekermann, H: Implantologie. Farbatlanten der Zahnmedizin, Band 10. München, Hanser (1994)

[56] Stoker, GT, Wismeijer, D, van Waas, MA: An eight-year follow-up to a randomized clinical trial of aftercare and cost-analysis with three types of mandibular implant-retained overdentures. J Dent Res 2007;86:276-280

[57] Strub, JR, Türp, JC, Witowski, S, Hürzeler, MB, Kern, M: Curriculum Prothetik. Band 3: Kombinierte und abnehmbare Prothetik, Implantatologie, Nachsorge, Psychologie. 2. Auflage. Berlin, Quintessenz (1999)

[58] Timmerman, R, Stoker, GT, Wismeijer, D, Oosterveld, P, Vermeeren, JI, van Waas, MA: An eight-year follow-up to a randomized clinical trial of participant satisfaction with three types of mandibular implant-retained overdentures. J Dent Res 2004;83:630-3

[59] van Kampen, FMC, Cune, MS, van der Bilt, A, Bosman, F: Retention and postinsertion maintenance of bar-clip, ball, and magnet attachments in mandibular implant overdenture treatment: An in vivo comparison after 3 months of function. Clin Oral Implants Res 2003;14:720-726

[60] Visser, A, Meijer, HJ, Raghoebar, GM, Vissink, A: Implant-retained mandibular overdentures versus conventional dentures: 10 years of care and aftercare. Int J Prosthodont 2006;19:271-8

[61] Walton, JB: A randomized clinical trial comparing two mandibular implant overdenture designs: 3-year prosthetic outcomes using a six-field protocol. Int J Prosthodont 2003;16:255-260

[62] Walton, JN, MacEntee, MI, Glick, N: One-year prosthetic outcomes with implant overdentures: A randomized clinical trial. Int J Oral Maxillofac Implants 2002;17:391-398

[63] Weigl, P, Hauptmann, J, Lauer, HC: Vorteile und Wirkungsweise eines biokompatiblen neuen Halteelements: Vollkeramische Primärkrone, kombiniert mit metallischer Sekundärkrone. Quintessenz Zahntech 1996;22:507-525

[64] Weigl, P, Lauer, HC: Advanced biomaterials used for a new telescopic retainer for removable dentures: Ceramic vs. electroplated golden copings. Part 2: Clinical Effects. J Biomed Mater Res 2000;53:337-347

[65] Wismeijer, D, van Waas, MA, Mulder, J, Vermeeren, JI, Kalk, W: Clinical and radiological results of patients treated with three treatment modalities for overdentures on implants of the ITI Dental Implant System. A randomized controlled clinical trial. Clin Oral Implants Res 1999;10:297-306

[66] Worthington, P, Branemark, PI: Advanced osseointegration surgery. Berlin, Quintessenz (1992)